DER GLUKOSE GÖTTIN LEBENSSTIL

Ihr Leitfaden, um Ihren Blutzuckerspiegel auszugleichen, Ihre Energie zu steigern und auf natürliche Weise Gewicht zu verlieren, ohne sich hungrig zu fühlen

Von

Theresa D. Shockey

Verzichtserklärung:

Die Informationen in diesem Buch, Der Glukose göttin Lebensstil, dienen nur zu allgemeinen Informationszwecken. Sie sind nicht als Ersatz für professionelle medizinische Beratung, Diagnose oder Behandlung gedacht. Holen Sie immer den Rat Ihres Arztes oder anderer qualifizierter Gesundheitsdienstleister ein, wenn Sie Fragen zu einer Erkrankung oder gesundheitlichen Bedenken haben.

Inhaltsverzeichnis

Einleitung

Im Laufe der Jahre sind verschiedene Diätmethoden entstanden, da die Menschen bestrebt sind, einen gesunden Lebensstil zu führen und ihr Gewicht zu kontrollieren. Zu diesen Ansätzen gehört die Glukosegöttin-Methode, die durch wissenschaftliche Forschung gestützt wird.

Diese Technik unterstreicht, wie wichtig es ist, eine ausgewogene Ernährung aufrechtzuerhalten und den Blutzuckerspiegel zu optimieren, um das allgemeine Wohlbefinden zu steigern. Diese Methode wurde von angesehenen Ernährungsexperten entwickelt und hat Anerkennung dafür erhalten, dass sie effektiv bei der Gewichtsabnahme, der Steigerung des Energieniveaus und der Verbesserung der Stoffwechselgesundheit hilft.

Die Bedeutung eines ausgeglichenen Blutzuckerspiegels

Ein ausgeglichener Blutzuckerspiegel ist für die Erhaltung einer guten Gesundheit unerlässlich. Wenn unser Blutzuckerspiegel aus dem Gleichgewicht gerät, können verschiedene negative Symptome auftreten, darunter Müdigkeit, Stimmungsschwankungen, Kopfschmerzen und Heißhunger auf zuckerhaltige Lebensmittel.

Darüber hinaus kann ein chronisch hoher Blutzuckerspiegel zu schwerwiegenderen Gesundheitsproblemen wie

Insulinresistenz, Typ-2-Diabetes und Herz-Kreislauf-Erkrankungen führen. Auf der anderen Seite kann ein chronisch niedriger Blutzuckerspiegel eine Hypoglykämie verursachen, die zu Schwindel, Verwirrtheit und sogar Bewusstlosigkeit führen kann.

Daher ist es wichtig, unseren Blutzuckerspiegel in Schach zu halten. Der beste Ansatz ist eine ausgewogene Ernährung, die eine Mischung aus Kohlenhydraten, Eiweiß und Fett enthält, und den Verzicht auf verarbeitete Lebensmittel und zugesetzten Zucker.

Die Glukosegöttin-Methode: Was sie ist und wie sie funktioniert

Die Glukosegöttin-Methode ist ein Lebensstilansatz, der den Blutzuckerspiegel ausgleicht. Es dreht sich um das Konzept, den ganzen Tag über einen stabilen Glukosespiegel aufrechtzuerhalten. Die Glukosegöttin-Methode basiert auf vier Hauptsäulen: Ernährung, Bewegung, Stressbewältigung und Schlaf.

Ernährung: Die Glukosegöttin-Methode legt Wert auf eine ausgewogene Ernährung, die vollwertige, nährstoffreiche Lebensmittel enthält. Dies beinhaltet die Priorisierung von Lebensmitteln, die reich an Ballaststoffen, gesunden Fetten und Proteinen sind, während der Verzehr von Lebensmitteln, die hohe Mengen an zugesetztem Zucker und raffinierten Kohlenhydraten enthalten, reduziert wird.

Bewegung: Regelmäßige körperliche Aktivität ist für die Aufrechterhaltung eines ausgeglichenen Blutzuckerspiegels unerlässlich. Die Glukosegöttin-Methode fördert die tägliche Bewegung, sei es durch strukturiertes Training oder einfach durch mehr Aktivität in den Alltag.

Stressbewältigung: Stress kann zu einem Anstieg des Blutzuckerspiegels führen, daher ist es wichtig zu lernen, wie man mit Stress umgeht, um einen ausgeglichenen Blutzuckerspiegel aufrechtzuerhalten. Die Glukosegöttin-Methode umfasst Stressbewältigungstechniken wie Meditation, tiefe Atmung und Yoga.

Schlaf: Ausreichender, qualitativ hochwertiger Schlaf ist unerlässlich, um Ihren Blutzuckerspiegel im Gleichgewicht zu halten. Die Glukosegöttin-Methode ermutigt dazu, mindestens sieben bis acht Stunden Schlaf pro Nacht zu bekommen und eine regelmäßige Schlafroutine zu etablieren.

Wissenschaftliche Evidenz und Nutzen

Die Glukosegöttin-Methode ist in der wissenschaftlichen Forschung verwurzelt und wurde durch zahlreiche Studien unterstützt, die die Auswirkungen einer ausgewogenen Ernährung auf die metabolische Gesundheit und das Gewichtsmanagement untersuchen.

Die Forschung zeigt, dass der Verzehr einer ausgewogenen Mahlzeit mit einer geeigneten Kombination von

Makronährstoffen hilft, den Blutzuckerspiegel zu regulieren, den Hunger zu reduzieren und das Sättigungsgefühl zu fördern. Dies kann zu einer besseren Gewichtskontrolle und einer verbesserten Insulinsensitivität führen, wodurch das Risiko für Typ-2-Diabetes verringert wird.

Eine Studie, die im Journal of Nutrition veröffentlicht wurde, ergab, dass der Verzehr ausgewogener Mahlzeiten mit einer niedrigen glykämischen Last (d. h. Lebensmittel, die einen langsamen und stetigen Anstieg des Blutzuckers verursachen) den Glukosestoffwechsel verbessert und die Fettoxidation erhöht.

Eine weitere Studie im Amerikanisches Journal für klinische Ernährung zeigte, dass Personen, die sich ausgewogen ernährten, einen größeren Gewichtsverlust und einen reduzierten Taillenumfang erlebten als diejenigen, die eine kohlenhydratreiche oder fettarme Diät befolgten.

Darüber hinaus betont die Glukosegöttin-Methode die Bedeutung des achtsamen Essens und der Portionskontrolle. Die Forschung zeigt, dass das Üben achtsamer Esstechniken, wie z. B. jeden Bissen zu genießen, auf Hunger- und Sättigungssignale zu achten und Ablenkungen zu vermeiden, die Kalorienaufnahme reduzieren und die Zufriedenheit mit den Mahlzeiten verbessern kann.

Neben dem Gewichtsmanagement bietet die Glukose-Göttin-Methode potenzielle Vorteile für das Energieniveau und das allgemeine Wohlbefinden. Ein stabiler Glukosespiegel über den Tag hinweg kann dazu beitragen, Energieabstürze zu verhindern und ein anhaltendes Energieniveau aufrechtzuerhalten.

Durch die Versorgung des Körpers mit einer konstanten Versorgung mit Glukose kann der Einzelne einen verbesserten Fokus, eine verbesserte Konzentration und Produktivität erfahren. Darüber hinaus unterstützt eine ausgewogene Ernährung den Nährstoffbedarf des Körpers und fördert so eine optimale Gesundheit und Vitalität.

Wie dieses Buch Ihnen helfen wird, Ihre Gesundheitsziele zu erreichen

Wenn Sie eine Glukosegöttin werden möchten, ist dieses Buch eine hervorragende Ressource, um Ihre Gesundheitsziele zu erreichen. Es enthält praktische Tipps und Strategien, um die vier Säulen der Glukosegöttin-Methode in Ihrem täglichen Leben umzusetzen.

Hier sind einige der Möglichkeiten, wie dieses Buch Ihnen helfen kann, Ihre Gesundheitsziele zu erreichen:

Es gibt praktische Ernährungstipps: Das Buch enthält eine Vielzahl leckerer, gesunder Rezepte, die Ihnen helfen sollen, einen ausgeglichenen Blutzuckerspiegel aufrechtzuerhalten. Es enthält auch Tipps für die Planung von Mahlzeiten und den Einkauf von Lebensmitteln, um eine gesunde Ernährung zugänglicher zu machen.

Es gibt Tipps, wie Sie Bewegung in Ihren Alltag einbauen können: Auch wenn Sie kein Fan von traditioneller Bewegung sind, gibt Ihnen dieses Buch Tipps, wie Sie mehr Bewegung in Ihren Alltag einbauen können, z. B. die Treppe statt den Aufzug nehmen oder in der Mittagspause spazieren gehen.

Es enthält Stressbewältigungstechniken: Das Buch enthält eine Vielzahl von Stressbewältigungstechniken, die Ihnen helfen können, Stress zu bewältigen und einen ausgeglichenen Blutzuckerspiegel aufrechtzuerhalten. Zu diesen Techniken gehören tiefes Atmen, Meditation und Yoga.

Es bietet eine Anleitung zur Verbesserung des Schlafes: Das Buch enthält Tipps zur Verbesserung Ihrer Schlafgewohnheiten, wie z. B. die Etablierung einer regelmäßigen Schlafroutine und die Schaffung einer schlaffördernden Umgebung.

Ausreichender und erholsamer Schlaf ist entscheidend, um Ihren Blutzuckerspiegel in Schach zu halten, und dieses Buch kann Ihnen dabei helfen, dieses Ziel zu erreichen.

Es bietet Motivation und Verantwortung: Änderungen des Lebensstils können eine Herausforderung sein, aber dieses Buch bietet Motivation und Verantwortung, um Ihnen zu helfen, auf dem richtigen Weg zu bleiben. Es enthält Zielsetzungsübungen, Fortschrittstracker und Tipps zur Überwindung häufiger Hindernisse.

Es ist eine umfassende Ressource: Die Glukosegöttin-Methode ist ein ganzheitlicher Ansatz für Gesundheit und Wohlbefinden. Dieses Buch bietet eine umfassende Ressource für die Umsetzung der vier Säulen der Methode.

Egal, ob Sie abnehmen, eine chronische Erkrankung in den Griff bekommen oder Ihre allgemeine Gesundheit und Ihr Wohlbefinden verbessern möchten, dieses Buch bietet etwas.

Um eine Glukosegöttin zu werden, geht es um mehr als nur um die Aufrechterhaltung eines ausgeglichenen Blutzuckerspiegels. Es geht darum, einen ganzheitlichen Ansatz für Gesundheit und Wohlbefinden zu verfolgen, der Ernährung, Bewegung, Stressbewältigung und Schlaf in den Vordergrund stellt.

Für alle, die ihre Gesundheit verbessern und ihre Wellness-Ziele erreichen möchten, ist dieses Buch eine außergewöhnliche Informationsquelle.

Mit praktischen Tipps und Strategien kann es Ihnen helfen, die beste Version Ihrer selbst zu werden und ein gesünderes, glücklicheres Leben zu führen.

KAPITEL EINS

Was ist Blutzucker?

Blutzucker, auch Blutzucker genannt, ist eine Form von Zucker im Kreislaufsystem. Es ist die primäre Energiequelle für die Körperzellen, einschließlich des Gehirns, der Muskeln und der Organe. Der Glukosespiegel im Blut wird durch das Hormon Insulin reguliert, das von der Bauchspeicheldrüse produziert wird.

Wenn wir Kohlenhydrate wie Brot, Nudeln oder Obst essen, baut der Körper sie in Glukose auf, die in den Blutkreislauf aufgenommen wird. Wenn der Blutzuckerspiegel ansteigt, erkennt die Bauchspeicheldrüse diese Veränderung und schüttet Insulin aus, um den Transport von Glukose aus dem Blutkreislauf zu den Zellen zu erleichtern. Dadurch kann die Glukose sofort als Energie genutzt oder für eine spätere Verwendung gespeichert werden.

Zusätzlich zu Kohlenhydraten kann der Körper auch Glukose aus Eiweiß und Fett durch einen Prozess namens Glukoneogenese herstellen. Dies ist eine wichtige Ersatzenergiequelle, wenn keine Glukose aus der Nahrung verfügbar ist.

Die Aufrechterhaltung eines stabilen Blutzuckerspiegels ist wichtig für die allgemeine Gesundheit und das Wohlbefinden. Wenn der Blutzuckerspiegel zu hoch oder zu niedrig ist, kann dies zu verschiedenen gesundheitlichen Problemen führen.

Wie sich der Blutzuckerspiegel auf Ihre Gesundheit auswirkt

Wenn der Blutzuckerspiegel im Laufe der Zeit konstant hoch ist, kann dies zu einem Zustand führen, der als Hyperglykämie bezeichnet wird. Dies tritt häufig bei Menschen mit Diabetes auf, einer chronischen Erkrankung, bei der der Körper nicht genügend Insulin produzieren oder effektiv nutzen kann.

Ein erhöhter Blutzuckerspiegel kann sowohl die Blutgefäße als auch die Nerven schädigen und zu möglichen Komplikationen wie Herzerkrankungen, Schlaganfall, Nierenerkrankungen und Nervenschäden führen. Es kann auch Symptome wie Müdigkeit, erhöhten Durst und verschwommenes Sehen verursachen.

Auf der anderen Seite kann ein niedriger Blutzuckerspiegel, auch Hypoglykämie genannt, auftreten, wenn der Blutzuckerspiegel zu niedrig ist. Dies kann durch das Auslassen von Mahlzeiten, die Einnahme von zu viel Insulin oder intensive körperliche Aktivität ohne ausreichende Versorgung verursacht werden.

Zu den Symptomen eines niedrigen Blutzuckerspiegels können Zittern, Verwirrung, Schwindel und in schweren

Fällen sogar Bewusstlosigkeit gehören. Unbehandelt kann eine Hypoglykämie lebensbedrohlich sein.

Die Gewährleistung eines optimalen Blutzuckerspiegels ist entscheidend für das allgemeine Wohlbefinden und kann durch eine ausgewogene Ernährung, regelmäßige körperliche Aktivität und bei Personen mit Diabetes durch die Einhaltung der verschriebenen Medikamente erreicht werden.

Die Gefahren von Blutzuckerungleichgewichten

Wenn der Blutzuckerspiegel aus dem Gleichgewicht gerät, kann dies zu verschiedenen gesundheitlichen Problemen führen. Mehrere Faktoren können zu einem Ungleichgewicht des Blutzuckerspiegels beitragen, darunter schlechte Ernährung, Bewegungsmangel und bestimmte Erkrankungen.

Eine der größten Gefahren von Blutzuckerungleichgewichten ist die Entwicklung von Typ-2-Diabetes. Dieser Zustand tritt auf, wenn der Körper insulinresistent wird, was zu einem konstant hohen Blutzuckerspiegel führt.

Neben Diabetes kann ein Ungleichgewicht des Blutzuckerspiegels zu anderen Gesundheitsproblemen führen, darunter Herz-Kreislauf-Erkrankungen, Nierenschäden, Nervenschäden und Sehprobleme.

Die Aufrechterhaltung eines gesunden Lebensstils ist wichtig, um Blutzuckerungleichgewichte zu vermeiden.

Dazu gehören eine ausgewogene Ernährung, regelmäßige Bewegung und Stressbewältigung.

Es ist auch wichtig, sich regelmäßig von einem Arzt untersuchen zu lassen, um den Blutzuckerspiegel zu überwachen und mögliche Probleme frühzeitig zu erkennen.

Wie können Sie Ihren Blutzuckerspiegel ausgleichen, Ihre Energie steigern und auf natürliche Weise abnehmen?

- Nehmen Sie ballaststoffreiche Lebensmittel wie Gemüse, Vollkornprodukte und Hülsenfrüchte in Ihre Ernährung auf.

- Das Vorhandensein von Ballaststoffen in Ihrer Ernährung kann den Zuckerabsorptionsprozess in den Blutkreislauf verlangsamen und so zur Aufrechterhaltung eines stabilen Blutzuckerspiegels beitragen.

- Stellen Sie sicher, dass Sie den ganzen Tag über ausreichend Wasser zu sich nehmen, um Ihren Körper mit Feuchtigkeit zu versorgen und Giftstoffe auszuscheiden. Dehydrierung kann zu Müdigkeit führen und es Ihrem Körper erschweren, den Blutzucker zu regulieren.

- Versuchen Sie es mit intermittierendem Fasten, bei dem Sie Ihr Essen auf ein bestimmtes

Zeitfenster pro Tag beschränken. Dies kann helfen, den Blutzucker zu regulieren und die Gewichtsabnahme zu fördern.

• Schlafen Sie jede Nacht ausreichend, da Schlafmangel den Hormonspiegel stören und zu einem Ungleichgewicht des Blutzuckerspiegels führen kann.

• Fügen Sie Zimt zu Ihren Mahlzeiten oder Getränken hinzu. Es hat sich gezeigt, dass Zimt die Insulinsensitivität verbessert und den Blutzuckerspiegel senkt.

• Üben Sie stressreduzierende Techniken wie Yoga oder Meditation, um die Hormone zu regulieren und den Cortisolspiegel zu senken. Ein hoher Cortisolspiegel kann zu einem Ungleichgewicht des Blutzuckerspiegels führen.

• Tauschen Sie verarbeitete Snacks gegen gesündere Alternativen wie Nüsse, Samen und Früchte aus. Diese Snacks liefern anhaltende Energie und sorgen dafür, dass du dich satt fühlst.

• Nehmen Sie mehr Protein in Ihre Mahlzeiten auf, da Protein hilft, den Blutzuckerspiegel zu stabilisieren und Sie länger satt zu halten.

• Vermeiden Sie zuckerhaltige Getränke und trinken Sie Wasser, Kräutertee oder ungesüßte Getränke. Zuckerhaltige Getränke können Blutzuckerspitzen und -abstürze verursachen.

• Schränken Sie die Aufnahme von raffinierten Kohlenhydraten wie Weißbrot und Nudeln ein und entscheiden Sie sich für Vollkornalternativen. Dies kann helfen, den Blutzucker zu regulieren und die Gewichtsabnahme zu fördern.

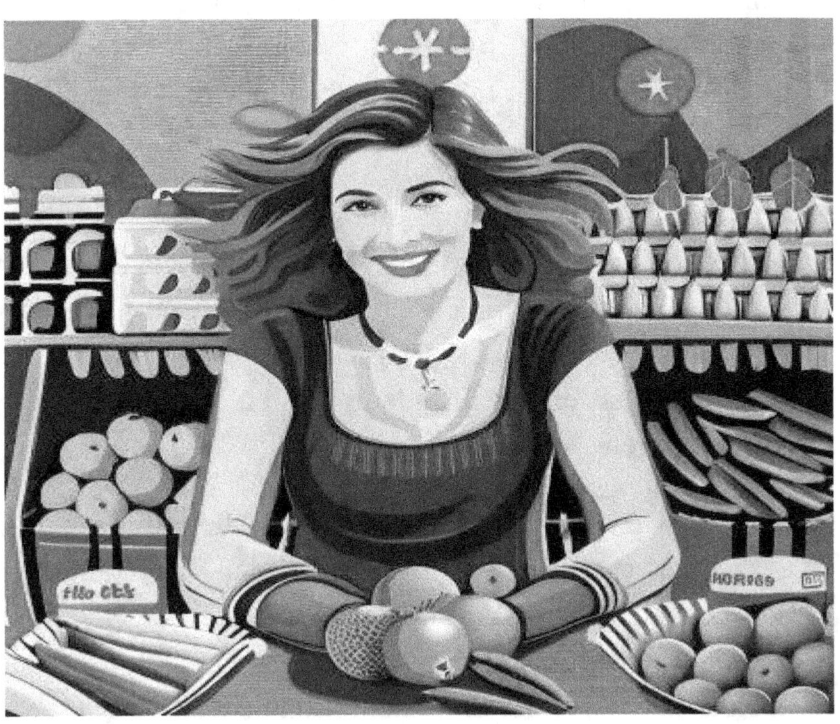

KAPITEL ZWEI

Die Glukosegöttin-Methode erklärt

Was ist die Glukosegöttin-Methode?

Die Glukose-Göttin-Methode ist ein bahnbrechender Ansatz zur direkten Bekämpfung von Diabetes, der Frauen in die Lage versetzen soll, die Kontrolle über ihre Gesundheit und ihr Wohlbefinden zu übernehmen. Es ist ein Programm, das tief in das Innenleben des Körpers einer Frau eintaucht und ihr hilft zu verstehen, wie Glukose verarbeitet wird und wie sie fundierte Entscheidungen über ihre Ernährung und ihren Lebensstil treffen kann.

Diese Methode legt großen Wert auf personalisierte Ernährung, Bewegung und Selbstfürsorge, die alle für eine effektive Behandlung von Diabetes unerlässlich sind. Frauen können ihren Blutzuckerspiegel optimieren, ihre allgemeine Gesundheit verbessern und eine bessere Lebensqualität erfahren, indem sie sich auf diese Bereiche konzentrieren.

Aber was die Glukose-Göttin-Methode wirklich auszeichnet, ist, dass sie den emotionalen Tribut anerkennt, den Diabetes bei Frauen fordern kann. Dabei geht es nicht nur um den körperlichen Aspekt der Krankheit, sondern auch um die psychische und emotionale Belastung.

Dieser Ansatz bietet Frauen die Unterstützung und die Ressourcen, um diese emotionalen Aspekte des Lebens mit einer chronischen Krankheit zu bewältigen. Es ermutigt Frauen, zusammenzukommen, sich mit anderen zu verbinden, die ähnliche Erfahrungen machen, ihre Geschichten zu teilen und bei Bedarf Hilfe zu suchen.

Es ist wichtig zu verstehen, dass die Glukosegöttin-Methode keine Einheitslösung ist. Vielmehr handelt es sich um einen hochgradig personalisierten Ansatz, der die einzigartigen Bedürfnisse und Herausforderungen von Frauen berücksichtigt.

Es bietet praktische Werkzeuge und Strategien, die Frauen helfen, sich in der Komplexität des Diabetesmanagements zurechtzufinden und ihr Leben in vollen Zügen zu genießen.

Insgesamt ist die Glukosegöttin-Methode ein Lebensveränderer für Frauen mit Diabetes. Es bietet Hoffnung, Unterstützung und praktische Lösungen, um Frauen zu helfen, die Kontrolle über ihre Gesundheit zu übernehmen und ihr bestes Leben zu führen. Wenn Sie also eine Frau mit Diabetes sind, empfehle ich Ihnen dringend, diese Methode zu erforschen und herauszufinden, wie sie Ihr Leben verändern kann.

Die Vorteile der Glukosegöttin-Methode

Die Glukosegöttin-Methode bietet Menschen mit Diabetes mehrere Vorteile. Durch die Anwendung der Prinzipien dieses Ansatzes können Menschen mit Diabetes:

Regulieren Sie den Blutzuckerspiegel

Die Glukosegöttin-Methode kann Menschen mit Diabetes helfen, ihren Blutzuckerspiegel durch Änderungen des Lebensstils zu regulieren, wie z. B. regelmäßige Bewegung, eine gesunde Ernährung und Stressabbau. Durch die Aufrechterhaltung eines ausgeglichenen Blutzuckerspiegels können Menschen mit Diabetes das Risiko von Komplikationen verringern und ihre allgemeine Gesundheit verbessern.

Verbesserung der Lebensqualität

Durch einen ganzheitlichen Ansatz bei der Diabetesversorgung können Menschen mit Diabetes ihre allgemeine Lebensqualität verbessern. Die Glukosegöttin-Methode ermutigt Menschen, sich auf alle Aspekte ihrer Gesundheit zu konzentrieren, einschließlich der körperlichen, emotionalen und spirituellen Gesundheit.

Dies kann zu einem gesteigerten psychischen Wohlbefinden, verbesserten zwischenmenschlichen Beziehungen und einem erhöhten Sinn für Sinn und Bedeutung im Leben führen.

Reduzieren Sie die Abhängigkeit von Medikamenten

Auch wenn das Leben mit Diabetes eine Herausforderung darstellen kann, kann eine Änderung des Lebensstils, die einen stabilen Blutzuckerspiegel fördert, einen Hoffnungsschimmer bieten.

Diese Veränderungen können die Abhängigkeit von Medikamenten verringern, die für viele Menschen mit Diabetes unerlässlich ist. Auf diese Weise können die Betroffenen weniger Nebenwirkungen erleben und eine insgesamt bessere Lebensqualität genießen.

Wenn Sie also mit Diabetes leben, sollten Sie Änderungen des Lebensstils in Betracht ziehen, um einen ausgeglichenen Blutzuckerspiegel zu erreichen und möglicherweise Ihre Medikamentenabhängigkeit zu reduzieren. Es könnte einen bedeutenden Unterschied in Ihrem Leben machen.

Komplikationen vorbeugen

Durch die Aufrechterhaltung eines ausgeglichenen Blutzuckerspiegels können Menschen mit Diabetes das Risiko von Komplikationen wie Herzerkrankungen, Nervenschäden und Erblindung verringern. Dies kann dazu beitragen, den allgemeinen Gesundheitszustand zu verbessern und invasivere Behandlungen, wie z. B. Operationen, zu verhindern.

Wie Sie die Glukosegöttin-Methode in Ihr Leben integrieren können

Fokus auf vollwertige, nährstoffreiche Lebensmittel

Die Glukosegöttin-Methode betont, wie wichtig es ist, vollwertige, nährstoffreiche Lebensmittel mit niedriger glykämischer Last zu essen. Dazu gehören Gemüse, Obst, Vollkornprodukte, gesunde Fette und saubere Proteine.

Konzentrieren Sie sich darauf, verschiedene Lebensmittel in Ihre Ernährung aufzunehmen, da sie wichtige Vitamine, Mineralien und Ballaststoffe liefern, die die allgemeine Gesundheit unterstützen.

Wenn es um Gemüse geht, sollten Sie auf verschiedene Farben achten, da dies auf eine Reihe verschiedener Nährstoffe hinweisen kann. Blattgemüse wie Spinat und Grünkohl sind besonders nährstoffreich und können zu Smoothies, Salaten oder als Beilage angebraten werden. Süßkartoffeln, Karotten und Rüben sind ebenfalls gute Quellen für Vitamine und Ballaststoffe und können geröstet oder als Beilage püriert werden.

Früchte sind auch wichtige Nährstoffquellen, aber es ist wichtig, Früchte zu wählen, die eine niedrige glykämische Last haben. Beeren wie Blaubeeren, Erdbeeren und Himbeeren sind eine gute Wahl, da sie reich an Ballaststoffen und Antioxidantien sind.

Äpfel, Birnen und Orangen sind ebenfalls gute Optionen, aber es ist am besten, sie in Maßen zu essen und sie mit einer Proteinquelle oder gesundem Fett zu kombinieren, um die Aufnahme von Zucker in den Blutkreislauf zu verlangsamen.

Vollkornprodukte sind wichtige Ballaststoffquellen und liefern nachhaltig Energie. Wählen Sie Getreide wie Quinoa, braunen Reis und Hafer, da sie eine niedrige glykämische Last haben und wichtige Nährstoffe wie Magnesium, Eisen und B-Vitamine liefern.

Die Aufnahme gesunder Fette in Ihre Ernährung ist für das allgemeine Wohlbefinden von entscheidender Bedeutung und kann dazu beitragen, die Zuckeraufnahme im Blutkreislauf zu verlangsamen. Hervorragende Optionen für die Gewinnung gesunder Fette sind Avocado, Nüsse und Samen, Kokosnussöl und Olivenöl.

Saubere Proteine wie Huhn, Fisch, Bohnen und Linsen liefern wichtige Aminosäuren und helfen, satt und zufrieden zu bleiben.

Vermeiden Sie stark verarbeitete Lebensmittel und raffinierten Zucker

Es ist wichtig, stark verarbeitete Lebensmittel und raffinierten Zucker zu vermeiden, um den Blutzuckerspiegel auszugleichen und Entzündungen zu reduzieren. Dazu gehören Lebensmittel wie Weißbrot, Süßigkeiten und zuckerhaltige Getränke.

Diese Lebensmittel neigen dazu, kalorienreich zu sein, während es ihnen an essentiellen Nährstoffen mangelt, was zu einem plötzlichen Anstieg des Blutzuckerspiegels und einer höheren Wahrscheinlichkeit für die Entwicklung chronischer Erkrankungen wie Diabetes und Herzerkrankungen führen kann.

Wählen Sie stattdessen vollwertige, nährstoffreiche Lebensmittel mit niedriger glykämischer Last. Wählen Sie Vollkornbrot und Nudeln und vermeiden Sie Lebensmittel mit Zuckerzusatz wie Limonade, Süßigkeiten und Backwaren.

Essen Sie regelmäßig Mahlzeiten und Snacks

Um einen stabilen Blutzuckerspiegel aufrechtzuerhalten, ist es wichtig, den ganzen Tag über regelmäßige Mahlzeiten und Snacks zu sich zu nehmen. Essen Sie alle 3-4 Stunden und integrieren Sie Proteine und gesunde Fette in jede Mahlzeit und jeden Snack.

Dies kann dazu beitragen, dass Sie satt und zufrieden bleiben und verhindern, dass Sie später zu viel essen. Gute Snack-Optionen sind ein Stück Obst mit Nussbutter, Hummus und Gemüse oder eine kleine Portion Nüsse und Samen.

Experimentieren Sie mit Kochen und Essensplanung

Experimentieren Sie mit dem Kochen und der Planung von Mahlzeiten, um die Befolgung der Glukosegöttin-Methode zu erleichtern. Probieren Sie neue Rezepte mit vollwertigen, nährstoffreichen Lebensmitteln aus und planen Sie Ihre Mahlzeiten und Snacks im Voraus.

Dies kann dazu beitragen, dass Sie gesunde Optionen haben, wenn der Hunger zuschlägt, und verhindern, dass Sie aus Bequemlichkeit zu ungesunden Optionen greifen. Experimentieren Sie mit verschiedenen Geschmacksrichtungen und Gewürzen, um die Dinge interessant und angenehm zu halten.

Hören Sie auf Ihren Körper

Jeder Körper ist anders, daher ist es wichtig, auf seinen Körper zu hören und bei Bedarf Anpassungen vorzunehmen. Achten Sie auf die Reaktionen Ihres Körpers auf verschiedene Lebensmittel und Essenszeiten und nehmen Sie die notwendigen Anpassungen vor, wenn Sie beobachten, dass ein bestimmtes Lebensmittel oder eine bestimmte Mahlzeit Ihren Blutzuckerspiegel erhöht.

Achten Sie außerdem auf die Hunger- und Sättigungssignale Ihres Körpers. Es ist wichtig, zu essen, wenn man wirklich hungrig ist, und aufzuhören, wenn man sich satt fühlt, anstatt sich nur auf äußere Hinweise wie die Tageszeit oder gesellschaftliche Einflüsse zu verlassen.

Bleiben Sie aktiv

Konsequente körperliche Aktivität ist ein wichtiger Aspekt der Glukosegöttin-Methode. Bewegung kann dazu beitragen, die Insulinsensitivität und den Glukosestoffwechsel zu verbessern und die Blutzuckerkontrolle zu verbessern.

Integrieren Sie körperliche Aktivität in Ihren Alltag, sei es durch strukturierte Übungen wie Laufen oder Yoga oder zwanglosere Aktivitäten wie Spazierengehen oder Gartenarbeit.

Ausreichend Schlaf bekommen

Ausreichend Schlaf ist auch wichtig, um einen stabilen Blutzuckerspiegel aufrechtzuerhalten. Schlafmangel kann die am Glukosestoffwechsel beteiligten Hormone stören und zu einer Insulinresistenz führen.

Stellen Sie sicher, dass ausreichend Schlaf Priorität hat, und streben Sie mindestens 7-8 Stunden pro Nacht an. Etablieren Sie eine Schlafenszeit-Routine und schaffen Sie eine schlaffördernde Umgebung, indem Sie Ihr Schlafzimmer dunkel, kühl und ruhig halten.

DRITTES KAPITEL

Dein Glukosegöttin-Ernährungsplan

Ein ausgewogener Ernährungsplan ist für einen gesunden Lebensstil unerlässlich. Ein ausgewogener Ernährungsplan stellt sicher, dass Ihr Körper alle notwendigen Nährstoffe, Vitamine und Mineralien erhält, um richtig zu funktionieren. Die Glucose Goddess-Methode hilft, den Blutzuckerspiegel zu stabilisieren und liefert den ganzen Tag über anhaltende Energie.

Schritt 1: Ermitteln Sie Ihren täglichen Kalorienbedarf

Der erste Schritt bei der Erstellung eines ausgewogenen Ernährungsplans besteht darin, Ihren täglichen Kalorienbedarf zu ermitteln. Ihr täglicher Kalorienbedarf hängt von mehreren Faktoren ab, darunter Alter, Geschlecht, Gewicht, Größe und Aktivitätsniveau. Sie können einen Online-Rechner verwenden, um Ihren täglichen Kalorienbedarf zu schätzen.

Sobald du deinen täglichen Kalorienbedarf ermittelt hast, kannst du ihn auf drei Hauptmahlzeiten und zwei Snacks aufteilen. Ein allgemeiner Richtwert für einen ausgewogenen Speiseplan ist, 50 % der Kalorien für Kohlenhydrate, 25 % für Eiweiß und 25 % für gesunde Fette bereitzustellen.

Schritt 2: Wählen Sie niedrig-glykämische Kohlenhydrate

Der nächste Schritt besteht darin, niedrig-glykämische Kohlenhydrate zu wählen. Kohlenhydrate mit niedrigem glykämischen Index werden langsam verdaut und absorbiert, was zu einem allmählichen Anstieg des Blutzuckerspiegels führt. Beispiele für niedrig-glykämische Kohlenhydrate sind Gemüse, Hülsenfrüchte, Vollkornprodukte und Obst.

Im Gegensatz dazu werden hochglykämische Kohlenhydrate schnell verdaut und absorbiert, was zu einem schnellen Anstieg des Blutzuckerspiegels führt. Beispiele für hochglykämische Kohlenhydrate sind raffiniertes Getreide, zuckerhaltige Getränke und verarbeitete Snacks.

Die Wahl von niedrig-glykämischen Kohlenhydraten hilft, den Blutzuckerspiegel zu stabilisieren, was für die Aufrechterhaltung des Energieniveaus und die Vermeidung von Spitzen und Abstürzen unerlässlich ist.

Schritt 3: Magere Proteinquellen einbeziehen

Protein ist ein essentieller Makronährstoff, der beim Aufbau und der Reparatur von Geweben im Körper hilft. Die Aufnahme magerer Proteinquellen in Ihre Mahlzeiten trägt dazu bei, dass Sie länger satt und zufrieden bleiben.

Beispiele für magere Proteinquellen sind Huhn, Fisch, Tofu, Hülsenfrüchte und fettarme Milchprodukte.

Bei der Auswahl von Proteinquellen ist es wichtig, solche mit wenig gesättigten Fettsäuren und Kalorien zu wählen.

Schritt 4: Gesunde Fette hinzufügen

Die Aufnahme gesunder Fette in eine ausgewogene Ernährung ist von entscheidender Bedeutung, da sie den Körper mit Energie versorgen, die Aufnahme wichtiger Vitamine und Mineralien unterstützen und zur Erhaltung gesunder Haut und Haare beitragen. Avocados, Nüsse, Samen, Olivenöl und fetter Fisch sind allesamt hervorragende Beispiele für gesunde Fette.

Wenn Sie Ihren Mahlzeiten gesunde Fette hinzufügen, ist es wichtig, auf die Portionsgrößen zu achten. Obwohl gesunde Fette vorteilhaft sind, sind sie auch kalorienreich, und ein zu hoher Verzehr kann zu einer Gewichtszunahme führen.

Schritt 5: Planen Sie Ihre Snacks

Die Integration von Snacks in einen abgerundeten Speiseplan ist von entscheidender Bedeutung, da sie eine wichtige Rolle dabei spielen, Sie zwischen den Mahlzeiten energiegeladen und zufrieden zu halten. Bei der Auswahl von Snacks ist es wichtig, solche zu wählen, die wenig Zucker und viele Ballaststoffe enthalten.

Beispiele für gesunde Snacks sind eine Handvoll Nüsse, geschnittenes Gemüse mit Hummus, Obst mit Joghurt oder ein Proteinriegel.

Schritt 6: Planen Sie Ihre Mahlzeiten

Nachdem Sie Ihren täglichen Kalorienbedarf berechnet, niedrig-glykämische Kohlenhydrate, einschließlich magerer Proteinquellen, ausgewählt haben, gesunde Fette hinzugefügt und Ihre Snacks geplant haben, ist es an der Zeit, Ihre Mahlzeiten zu planen.

Ein ausgewogener Speiseplan beinhaltet eine Vielzahl von Lebensmitteln aus jeder Lebensmittelgruppe. Versuchen Sie, in jeder Mahlzeit mindestens eine Portion Gemüse oder Obst, eine Quelle für mageres Protein und ein gesundes Fett zu sich zu nehmen.

Zum Frühstück sollten Sie Haferflocken mit Nüssen und Beeren oder ein Gemüseomelett mit Vollkorntoast in Betracht ziehen. Erwägen Sie einen Truthahn-Avocado-Wrap oder einen Quinoa-Salat mit gegrilltem Hähnchen und Gemüse zum Mittagessen.

Erwägen Sie gebackenen Lachs mit gebratenen Süßkartoffeln und Spargel oder eine Putenfrikadelle und Gemüsepfanne mit braunem Reis zum Abendessen.

Denken Sie daran, den ganzen Tag über Snacks zu sich zu nehmen, um Sie mit Energie zu versorgen und zufrieden zu stellen. Achten Sie auf die Größe Ihrer Portionen und verzichten Sie darauf, zu viel zu essen.

Schritt 7: Erstellen Sie eine Einkaufsliste

Sobald Sie Ihre Mahlzeiten für die Woche geplant haben, ist es an der Zeit, eine Einkaufsliste zu erstellen. Fügen Sie alle Zutaten hinzu, die Sie für Ihre Mahlzeiten und Snacks benötigen. So vermeiden Sie Impulskäufe und stellen sicher, dass Sie über alle notwendigen Zutaten verfügen.

Halten Sie sich beim Einkaufen an den Rand des Lebensmittelgeschäfts, in dem sich die frischen Produkte, Fleisch und Milchprodukte befinden. Vermeiden Sie verarbeitete Lebensmittel, zuckerhaltige Getränke und Snacks.

Schritt 8: Bereiten Sie Ihre Mahlzeiten vor

Meal Prepping ist ein wesentlicher Aspekt eines ausgewogenen Ernährungsplans. Es hilft, Zeit zu sparen und stellt sicher, dass gesunde Mahlzeiten und Snacks die ganze Woche über zur Verfügung stehen.

Wählen Sie einen Wochentag, an dem Sie Ihre Mahlzeiten zubereiten möchten. Dazu kann das Zerkleinern von Gemüse, das Kochen von Getreide und Proteinen sowie das Portionieren von Snacks gehören. Bewahren Sie Ihre zubereiteten Mahlzeiten und Snacks in luftdichten Behältern im Kühlschrank oder Gefrierschrank auf, um sie wöchentlich leicht zugänglich zu machen.

Schritt 9: Überwachen Sie Ihren Fortschritt

Die Überwachung Ihrer Fortschritte ist ein wichtiger Aspekt eines ausgewogenen Ernährungsplans. Behalten Sie den Überblick über Ihre Mahlzeiten und Snacks, um sicherzustellen, dass Sie sich an Ihren Plan halten. Beobachte deine Gefühle den ganzen Tag über, einschließlich deines Energieniveaus und deiner Hungersignale.

Wenn du bemerkst, dass du dich müde oder hungrig fühlst, solltest du deine Portionsgrößen oder die Art der Lebensmittel, die du konsumierst, anpassen. Einen Essensplan zu finden, der für Sie funktioniert, kann Versuch und Irrtum erfordern.

Schritt 10: Nach Bedarf anpassen

Es ist wichtig, dass Sie Ihren Speiseplan nach Bedarf anpassen, um eine ausgewogene Ernährung aufrechtzuerhalten. Wenn sich Ihr Körper und Ihr Lebensstil ändern, können sich auch Ihre Ernährungsbedürfnisse ändern.

Erwägen Sie, mit einem registrierten Diätassistenten oder Ernährungsberater zusammenzuarbeiten, der Ihnen hilft, Ihren Ernährungsplan nach Bedarf anzupassen. Sie können personalisierte Empfehlungen geben, die auf Ihren individuellen Bedürfnissen und Vorlieben basieren.

Beispiel-Speisepläne für Frühstück, Mittag- und Abendessen

Frühstück:

- Griechischer Joghurt mit Beeren und gehackten Nüssen

- Haferflocken mit Mandelmus und Bananenscheiben

- Rührei mit Vollkorntoast und gemischten Beeren

- Vollkorntoast mit Avocado und hartgekochtem Ei

- Grüner Smoothie mit Spinat, Banane und Mandelmilch

- Chia-Pudding mit gemischten Beeren und Mandelmilch

- Quinoa Frühstücksbowl mit Rührei und gemischtem Gemüse

- Hüttenkäse mit Pfirsichscheiben und Vollkorncrackern

- Pfannkuchen aus Mandelmehl mit griechischem Joghurt und Beeren

- Overnight Oats mit Mandelmilch, Beeren und gehackten Nüssen

- Frühstückssandwich mit englischem Vollkornmuffin, Ei und Käse

- Proteinreicher Frühstücksmuffin mit Mandelmus und Apfelscheiben

- Süßkartoffeltoast mit Mandelmus und Beeren

- Frittata mit Gemüse und Vollkorntoast

- Proteinreicher Smoothie mit Mandelmus, Banane und Spinat

- Frühstücks-Burrito mit Rührei, Avocado und schwarzen Bohnen

- Shakshuka mit gemischtem Gemüse und Vollkorntoast

- Low-Carb-Frühstückswrap mit Rührei, Spinat und Avocado

- Glutenfreies Granola mit griechischem Joghurt und gemischten Beeren

- Gemüseomelett mit Vollkorntoast und gemischtem Gemüse

Mittagessen:

- Gegrillte Hähnchenbrust mit gemischtem Gemüsesalat und Quinoa

- Thunfischsalat mit gemischtem Gemüse und Vollkorncrackern

- Linsensuppe mit gemischtem Gemüsesalat und Vollkornbrot

- Hähnchen-Gemüse-Pfanne mit braunem Reis

- Truthahn-Gemüse-Wrap mit gemischtem Gemüse und Avocado

- Salat mit gebratenen Süßkartoffeln und Grünkohl mit gegrilltem Hähnchen

- Griechischer Salat mit gegrilltem Hähnchenfleisch und Quinoa

- Lachs- und Gemüsespieße mit Quinoa

- Gemüse-Quinoa-Pfanne mit Tofu

- Kichererbsen-Gemüse-Curry mit braunem Reis

- Gegrillte Garnelen- und Gemüsespieße mit Quinoa

- Hähnchen-Gemüsesalat-Wrap mit Quinoa

- Wrap mit geröstetem Gemüse und Hummus mit gemischtem Gemüse

- Linsen-Gemüse-Eintopf mit gemischtem Gemüsesalat

- Garnelen-Avocado-Salat mit gemischtem Gemüse und Quinoa

- Suppe aus schwarzen Bohnen und Gemüse mit gemischtem Gemüsesalat

- Gegrillter Lachs mit gemischtem Gemüsesalat und Quinoa

- Hirtenpastete mit Gemüse und Linsen

- Gebackene Hähnchenbrust mit geröstetem Gemüse und braunem Reis

- Gegrilltes Thunfischsteak mit geröstetem Gemüse und Quinoa

Abendessen:

- Gegrillter Lachs mit gebratenen Süßkartoffeln und Spargel

- Gegrillter Hähnchen- und Gemüsespieß mit braunem Reis

- Putenfleischbällchen und Gemüsepfanne mit braunem Reis

- Gegrillte Garnelen- und Gemüsespieße mit Quinoa

- Gebratenes Gemüse und Quinoa-Salat mit gegrilltem Hähnchen

- Linsen-Gemüse-Curry mit braunem Reis

- Gemüse-Quinoa-Pfanne mit Tofu

- Kichererbsen-Gemüse-Eintopf mit gemischtem Gemüsesalat

- Hähnchen-Gemüsesalat-Wraps mit Quinoa

- Wrap mit geröstetem Gemüse und Hummus mit gemischtem Gemüse

- Linsensuppe mit gemischtem Gemüsesalat und Vollkornbrot

- Gegrillter Portobello-Pilz mit geröstetem Gemüse und Quinoa

- Gegrillter Lachs mit gemischtem Gemüsesalat und Quinoa

- Hähnchen-Gemüse-Pfanne mit braunem Reis

- Griechischer Salat mit gegrilltem Hähnchenfleisch und Quinoa

- Truthahn-Gemüse-Wrap mit gemischtem Gemüse und Avocado

- Salat mit gerösteten Süßkartoffeln und Grünkohl

- Gebackener Lachs mit geröstetem Gemüse und braunem Reis

- Hirtenkuchen mit Gemüse und Linsen

- Gegrilltes Steak mit gebratenem Gemüse und Quinoa

Ideen für Snacks, die Ihnen helfen, den ganzen Tag über energiegeladen zu bleiben.

Um den ganzen Tag über ein konstantes Energieniveau aufrechtzuerhalten, sind Snacks für Ihren Speiseplan unerlässlich. Die Wahl der richtigen Snacks kann dazu beitragen, Ihren Blutzuckerspiegel stabil zu halten und Energieeinbrüche zu vermeiden, die Sie müde und träge machen.

Bei der Glukosegöttin-Methode sollten Snacks ausgewogen und nahrhaft sein, genau wie Mahlzeiten. Versuchen Sie, eine Mischung aus gesunden Kohlenhydraten, magerem Eiweiß und gesunden Fetten in Ihre Snacks aufzunehmen, um Sie satt und zufrieden zu halten. Hier sind einige Snack-Ideen, die Sie den ganzen Tag über mit Energie versorgen:

Apfelscheiben mit Mandelmus: Dieser klassische Snack kombiniert Kohlenhydrate, Eiweiß und gesunde Fette. Außerdem sorgen die Ballaststoffe im Apfel dafür, dass du dich satt fühlst.

Eine Kombination aus griechischem Joghurt, Beeren und Nüssen: Griechischer Joghurt ist reich an Proteinen, während Beeren und Nüsse gesunde Kohlenhydrate und Fette liefern. Dieser Snack ist auch reich an Antioxidantien und anderen nützlichen Nährstoffen.

Hummus und Gemüsesticks: Hummus ist eine großartige Quelle für pflanzliches Protein, während Gemüse gesunde Kohlenhydrate und Ballaststoffe liefert. Versuche, Karotten, Sellerie oder Paprika in deinen Hummus zu tunken.

Hartgekochte Eier: Hartgekochte Eier sind ein tragbarer und einfach zuzubereitender Snack, der reich an Proteinen ist. Kombiniere es mit einem Stück Obst oder etwas rohem Gemüse für zusätzliche Nährstoffe.

Studentenfutter: Stelle dein Studentenfutter her, indem du Nüsse, Samen und Trockenfrüchte vermischst. Dieser Snack ist reich an gesunden Fetten, Ballaststoffen und Proteinen.

Geröstete Kichererbsen: Geröstete Kichererbsen sind ein knuspriger und sättigender Snack mit hohem Protein- und Ballaststoffgehalt. Sie können Ihre eigene Charge zu Hause herstellen, indem Sie Kichererbsen mit Olivenöl und Gewürzen mischen und dann im Ofen rösten.

Edamame: Edamame ist eine großartige Quelle für pflanzliche Proteine und Ballaststoffe. Einfach dämpfen oder kochen und als Snack genießen.

Hüttenkäse mit Früchten: Hüttenkäse ist reich an Proteinen und passt gut zu verschiedenen Früchten. Probieren Sie es mit geschnittenen Pfirsichen, Beeren oder Ananas.

Avocado-Toast: Avocado-Toast ist ein trendiger Snack, der auch nahrhaft ist. Garnieren Sie Vollkorntoast mit zerdrückter Avocado und einer Prise Meersalz für einen ausgewogenen Snack mit einem hohen Gehalt an gesunden Fetten und Ballaststoffen.

Puten-Roll-ups: Rollen Sie Putenscheiben um eine Scheibe Käse oder etwas Gemüse für einen proteinreichen Snack mit wenig Kohlenhydraten.

Smoothie: Mixen Sie gefrorene Früchte, Mandelmilch und einen Messlöffel Proteinpulver für einen nahrhaften und erfrischenden Snack. Du kannst auch Gemüse wie Spinat oder Grünkohl hinzufügen, um zusätzliche Nährstoffe zu erhalten.

Thunfischsalat mit Crackern: Mischen Sie Thunfisch aus der Dose mit etwas Mayo oder griechischem Joghurt und genießen Sie Vollkorncracker für einen ausgewogenen Snack mit viel Eiweiß und gesunden Fetten.

Popcorn: Popcorn ist ein kalorienarmer Snack, der reich an Ballaststoffen ist. Suchen Sie nach luftgepoppten oder leicht gesalzenen Sorten für eine gesunde Snack-Option.

Energy Balls: Bereite deine Energy Balls zu, indem du Datteln, Nüsse und Samen in einer Küchenmaschine vermischst. Diese tragbaren Snacks sind reich an gesunden Fetten und Proteinen.

Käse- und Vollkorncracker: Kombinieren Sie eine Portion Käse mit einigen Vollkorncrackern für einen ausgewogenen Snack mit hohem Protein- und Ballaststoffgehalt.

Geröstete Nüsse: Geröstete Nüsse sind ein knuspriger und sättigender Snack mit einem hohen Gehalt an gesunden Fetten und Proteinen. Achte auf ungesalzene Sorten, um den Natriumgehalt in Schach zu halten.

Gurkenscheiben mit Hummus: Tauchen Sie Gurkenscheiben in Hummus für einen erfrischenden und ausgewogenen Snack mit hohem Protein- und Ballaststoffgehalt.

Jerky: Dörrfleisch vom Rind, Truthahn oder Hühnchen ist ein tragbarer Snack mit hohem Proteingehalt und wenig Kohlenhydraten. Suchen Sie nach Optionen, die minimale Mengen an Natrium enthalten und frei von zugesetztem Zucker sind.

Gemüse-Hummus-Wrap: Verteile Hummus auf einem Vollkorn-Wrap und füge dein Lieblingsgemüse wie Spinat, Tomate und Gurke hinzu. Rollen Sie sich zusammen und genießen Sie einen sättigenden und nahrhaften Snack.

Guacamole mit Gemüse: Bereiten Sie Ihre Guacamole zu, indem Sie Avocado mit Limettensaft und Gewürzen pürieren, und genießen Sie sie mit geschnittenem Gemüse wie Paprika, Karotten und Gurken.

Bei der Auswahl von Snacks nach der Glucose Goddess-Methode ist es wichtig, auf die Portionsgrößen zu achten und eine ausgewogene Mischung von Makronährstoffen anzustreben.

Es kann hilfreich sein, Snacks im Voraus zu portionieren, um übermäßiges Essen zu vermeiden und gesunde Optionen zur Hand zu haben, wenn der Hunger zuschlägt.

Zusätzlich zu diesen Snack-Ideen ist es wichtig, den ganzen Tag über hydriert zu bleiben. Das Trinken von Wasser oder anderen zuckerarmen Getränken kann dazu beitragen, dass Sie sich energiegeladen fühlen und Dehydrierung verhindern, die zu Müdigkeit führen kann.

Köstliche Glukosegöttin-Rezepte für Frühstück, Mittagessen, Abendessen und Snack

Mahlzeit 1: Frühstück – Blaubeer-Chia-Pudding
Zutaten:

- 1/2 Tasse Chiasamen
- 2 Tassen ungesüßte Mandelmilch
- 1/2 Tasse Heidelbeeren
- 1 EL Honig

- 1 TL Vanilleextrakt
- 1/4 TL Zimt

Anweisungen:

- In einer Schüssel Chiasamen und Mandelmilch vermischen. Lassen Sie es mindestens 30 Minuten ruhen oder lassen Sie es über Nacht stehen.
- Heidelbeeren, Honig, Vanilleextrakt und Zimt in die Mischung geben und gut verrühren.
- Gekühlt servieren.

Mahlzeit 2: Snack – Apfel mit Mandelmus

Zutaten:

- 1 Apfel
- 2 EL Mandelmus

Anweisungen:

- Den Apfel in Scheiben schneiden.
- Die Apfelscheiben mit Mandelmus bestreichen.
- Als gesunden und sättigenden Snack genießen.

Mahlzeit 3: Mittagessen – Quinoa-Salat

Zutaten:

- 1 Tasse gekochter Quinoa
- 1/2 Tasse gehackte Tomaten
- 1/2 Tasse gehackte Gurken
- 1/4 Tasse gehackte rote Zwiebel
- 1/4 Tasse zerbröckelter Fetakäse
- 2 EL Olivenöl
- 2 EL Zitronensaft
- 1/4 TL Salz
- 1/4 TL schwarzer Pfeffer

Anweisungen:

- Eine große Schüssel mit Quinoa, Tomaten, Gurken, roten Zwiebeln und Fetakäse vermischen.
- Olivenöl, Zitronensaft, Salz und schwarzen Pfeffer in einer separaten Schüssel mit einem Schneebesen verrühren.
- Das Dressing auf den Quinoa-Salat träufeln und gut pürieren.
- Kalt servieren.

Mahlzeit 4: Snack – Griechischer Joghurt mit Beeren

Zutaten:

- 1/2 Tasse griechischer Joghurt
- 1/2 Tasse gemischte Beeren

Anweisungen:

- Griechischen Joghurt in eine Schüssel geben.
- Mit gemischten Beeren belegen.
- Als gesunden und sättigenden Snack genießen.

Mahlzeit 5: Abendessen – Gebackener Lachs mit Spargel

Zutaten:

- 4 Lachsfilets
- 1 Pfund Spargel
- 2 EL Olivenöl

Anweisungen:

- Ofen auf 400°F vorheizen.
- Die Lachsfilets auf einem Backblech anrichten und leicht mit Olivenöl bestreichen.

- Die harten Enden des Spargels abschneiden und in einer separaten Schüssel mit Olivenöl und Salz schwenken.
- Den Lachs auf dem Backblech mit dem Spargel umgeben.
- Für 12-15 Minuten backen oder bis der Lachs gar und der Spargel weich ist.
- Heiß servieren.

Mahlzeit 6: Snack – Karotten und Hummus

Zutaten:

- 1 Tasse Babykarotten
- 1/4 Tasse Hummus

Anweisungen:

- Die Babykarotten waschen und trocken tupfen.
- Hummus in eine Schüssel geben.
- Die Babykarotten in den Hummus tunken.
- Als gesunden und sättigenden Snack genießen.

Mahlzeit 7: Frühstück – Avocado-Toast

Zutaten:

- 2 Scheiben Vollkornbrot
- 1 Avocado
- 1/2 Zitrone
- 1/4 TL Salz
- 1/4 TL schwarzer Pfeffer
- Optionale Toppings: geschnittene Tomaten, geschnittener Rettich, Microgreens

Anweisungen:

- Das Vollkornbrot toasten.
- Die Avocado in einer Schüssel zerdrücken.
- Die zerdrückte Avocado mit Zitronensaft übergießen und mit Salz und schwarzem Pfeffer würzen. Gut mischen.
- Die Avocadomischung auf dem Toast verteilen.
- Nach Belieben mit in Scheiben geschnittenen Tomaten, geschnittenem Rettich oder Microgreens belegen.
- Genießen Sie es als gesundes und sättigendes Frühstück.

Mahlzeit 8: Snack – Studentenfutter

Zutaten:

- 1/2 Tasse Mandeln
- 1/2 Tasse Cashewkerne
- 1/2 Tasse getrocknete Cranberries
- 1/2 Tasse dunkle Schokoladenstückchen

Anweisungen:

- Alle Zutaten in einer Schüssel vermischen.
- In kleine Beutel portionieren, um sie einfach zu naschen.
- Als gesunden und sättigenden Snack genießen.

Mahlzeit 9: Mittagessen – Kichererbsensalat

Zutaten:

- 1 Dose Kichererbsen, abgetropft und abgespült
- 1/2 Tasse gehackte Gurke
- 1/2 Tasse gehackte Tomaten
- 1/4 Tasse gehackte rote Zwiebel
- 2 EL Olivenöl
- 2 EL Zitronensaft
- 1/4 TL Salz
- 1/4 TL schwarzer Pfeffer
- *Optionale Toppings:* Fetakäse, Oliven

Anweisungen:

- Kichererbsen, Gurken, Tomaten und rote Zwiebeln in einer großen Schüssel vermischen.
- Olivenöl, Zitronensaft, Salz und schwarzen Pfeffer in einer separaten Schüssel verquirlen.
- Das Dressing auf den Kichererbsensalat träufeln und gründlich vermischen.
- Nach Belieben mit Fetakäse und Oliven garnieren.
- Kalt servieren.

Mahlzeit 10: Snack – Hüttenkäse mit Ananas

Zutaten:

- 1/2 Tasse Hüttenkäse
- 1/2 Tasse frische Ananas

Anweisungen:

- Hüttenkäse in eine Schüssel geben.
- Mit frischer Ananas garnieren.
- Als gesunden und sättigenden Snack genießen.

Mahlzeit 11: Abendessen – Gegrilltes Hähnchen mit geröstetem Gemüse

Zutaten:

- 4 Hähnchenbrüste
- 1 Pfund gemischtes Gemüse (z. B. Zucchini, Paprika und Zwiebeln)
- 2 EL Olivenöl
- 1 TL italienisches Gewürz
- Salz und schwarzer Pfeffer

Anweisungen:

- Grill auf mittlere bis hohe Hitze vorheizen.

- Gemischtes Gemüse mit Olivenöl, italienischen Gewürzen, Salz und schwarzem Pfeffer vermengen.
- Hähnchenbrust 6-8 Minuten pro Seite grillen, bis sie gar sind.
- Während das Hähnchen grillt, das Gemüse im Ofen bei 400°F für 15-20 Minuten rösten, oder bis es weich und leicht verkohlt ist.
- Heiß mit dem gegrillten Hähnchen servieren.

Mahlzeit 12: Snack – Griechischer Joghurt mit Beeren

Zutaten:

- 1/2 Tasse griechischer Joghurt
- 1/2 Tasse gemischte Beeren

Anweisungen:

- Griechischen Joghurt in eine Schüssel geben.
- Mit gemischten Beeren belegen.
- Als gesunden und sättigenden Snack genießen.

Mahlzeit 13: Frühstück – Haferflocken mit Mandelbutter und Banane

Zutaten:

- 1/2 Tasse altmodische Haferflocken
- 1 Tasse Wasser
- 1/2 Banane, in Scheiben geschnitten
- 1 EL Mandelmus

Anweisungen:

- Wasser in einem kleinen Topf erhitzen, bis es den Siedepunkt erreicht hat.
- Haferflocken unterrühren und die Hitze auf niedrige Stufe reduzieren. 5 Minuten kochen lassen, dabei gelegentlich umrühren.
- Vom Herd nehmen und mit Bananenscheiben und Mandelmus belegen.
- Genießen Sie es als gesundes und sättigendes Frühstück.

Mahlzeit 14: Snack – Edamame

Zutaten:

- 1 Tasse Edamame
- 1/4 TL Salz

Anweisungen:

- Einen Topf mit Wasser erhitzen, bis der Siedepunkt erreicht ist.
- Edamame und Salz hinzufügen und 3-5 Minuten kochen lassen, bis sie weich sind.
- Abgießen und mit kaltem Wasser abspülen.
- Als gesunden und sättigenden Snack genießen.

Mahlzeit 15: Abendessen – Linsensuppe

Zutaten:

- 1 Tasse grüne Linsen, abgespült und abgetropft
- 4 Tassen Gemüsebrühe
- 1 Tasse gehackte Karotten
- 1 Tasse gehackter Sellerie
- 1 Tasse gehackte Zwiebel
- 2 Knoblauchzehen, gehackt
- 2 EL Olivenöl
- 1 TL Kreuzkümmel
- 1/2 TL geräucherter Paprika
- Salz und schwarzer Pfeffer

Anweisungen:

- Das Olivenöl in einem großen Topf bei mittlerer Hitze erwärmen.
- Gehackte Karotten, Sellerie, Zwiebel und Knoblauch hinzufügen. 5-7 Minuten kochen lassen, bis das Gemüse weich ist.
- Kreuzkümmel und geräuchertes Paprikapulver dazugeben und gut umrühren.
- Linsen und Gemüsebrühe dazugeben und zum Kochen bringen.
- Hitze reduzieren und 30-40 Minuten köcheln lassen, bis die Linsen weich sind.
- Fügen Sie Salz und schwarzen Pfeffer nach Ihren persönlichen Vorlieben hinzu.
- Heiß servieren.

Andere leckere Mahlzeiten

Gegrillter Lachs mit gebratenem Gemüse

Zutaten:

- 4 Unzen wild gefangenes Lachsfilet
- 1 Tasse gemischtes Gemüse (Brokkoli, Blumenkohl, Karotten)
- 1 EL Olivenöl
- Salz und Pfeffer nach Geschmack

Wie man kocht:

- Ofen auf 400°F vorheizen.
- Gemüse mit Olivenöl, Salz und Pfeffer vermengen.
- 20-25 Minuten rösten, bis sie weich sind.
- Lachs mit Salz und Pfeffer würzen und 3-5 Minuten pro Seite grillen.
- Lachs mit geröstetem Gemüse als Beilage servieren.

Quinoa und Gemüsepfanne

Zutaten:

- 1 Tasse gekochter Quinoa
- 1 Tasse gemischtes Gemüse (Brokkoli, Paprika, Karotten, Zuckerschoten)
- 1 EL Kokosöl
- 1 Knoblauchzehe, gehackt
- 1 TL Ingwer, gehackt
- 1 EL natriumarme Sojasauce
- Salz und Pfeffer nach Geschmack

Wie man kocht:

- Kokosöl in einer Pfanne bei mittlerer bis hoher Hitze erhitzen.
- Knoblauch und Ingwer dazugeben und 1-2 Minuten anbraten.
- Gemischtes Gemüse dazugeben und 5-7 Minuten anbraten, bis es weich ist.
- Gekochten Quinoa und Sojasauce dazugeben und umrühren.
- Mit Salz und Pfeffer abschmecken.

Puten-Chili mit Süßkartoffel

Zutaten:

- 1 Pfund magerer gehackter Truthahn
- 1 mittelgroße Süßkartoffel, gewürfelt
- 1 Dose gewürfelte Tomaten
- 1 Dose Kidneybohnen, abgetropft und abgespült
- 1 Zwiebel, gehackt
- 1 EL Chilipulver
- 1 TL Kreuzkümmel
- Salz und Pfeffer nach Geschmack

Wie man kocht:

- Putenhackfleisch in einem großen Topf bei mittlerer Hitze anbraten.
- Zwiebel und Süßkartoffel dazugeben und 5-7 Minuten anbraten, bis sie weich sind.
- Tomatenwürfel, Kidneybohnen, Chilipulver, Kreuzkümmel, Salz und Pfeffer hinzufügen.
- Zum Köcheln bringen und 20-25 Minuten kochen lassen, bis die Süßkartoffel weich ist.

Hähnchen- und Gemüsespieße

Zutaten:

- 4 Unzen Hähnchenbrust, gewürfelt
- 1 Tasse gemischtes Gemüse (Zucchini, Paprika, Zwiebeln)
- 1 EL Olivenöl
- 1 TL getrockneter Oregano
- Salz und Pfeffer nach Geschmack

Wie man kocht:

- Grill auf mittlere bis hohe Hitze vorheizen.
- Hähnchenfleisch und Gemüse auf Spieße stecken.
- Die Spieße mit Olivenöl bestreichen und mit Oregano, Salz und Pfeffer bestreuen.
- 5-7 Minuten pro Seite grillen, bis das Hähnchen gar ist.

Gemüse-Omelett

Zutaten:

- 3 Eier
- 1 Tasse gemischtes Gemüse (Spinat, Champignons, Paprika)
- 1 EL Olivenöl
- Salz und Pfeffer nach Geschmack

Wie man kocht:

- Olivenöl in einer Pfanne bei mittlerer Hitze erhitzen.
- Gemüse dazugeben und 5-7 Minuten anbraten, bis es weich ist.
- Eier in einer Schüssel verquirlen und mit dem Gemüse in die Pfanne geben.
- 2-3 Minuten kochen lassen, bis die Eier fest sind.
- Das Omelett wenden und eine weitere Minute kochen lassen.
- Mit Salz und Pfeffer abschmecken.

Dessert-Rezepte

Schoko-Chia-Pudding: Mischen Sie Chiasamen mit Mandelmilch und Kakaopulver für ein gesundes und genussvolles Dessert.

Berry Crumble: Frische Beeren mit Haferflocken, Mandelmehl und Zimt mischen und für ein leckeres und gesundes Dessert backen.

Bratäpfel: Äpfel entkernen und mit Haferflocken, Zimt und Honig füllen und für ein süßes und gesundes Dessert backen.

Bananeneis: Mixen Sie gefrorene Bananen mit einem Spritzer Mandelmilch für ein gesundes, cremiges Dessert, das sich perfekt für warmes Wetter eignet.

VIERTES KAPITEL

Wie man die Glukosegöttin-Methode zu einem nachhaltigen Lebensstil macht

Wenn Sie mit der Glukosegöttin-Methode langfristig erfolgreich sein möchten, finden Sie hier einige Tipps, die Ihnen dabei helfen:

Fangen Sie langsam an

Drastische Änderungen auf einmal können überwältigend und unhaltbar sein. Beginnen Sie langsam, indem Sie kleine Änderungen vornehmen, z. B. mehr Gemüse zu Ihren Mahlzeiten hinzufügen oder täglich spazieren gehen. Indem Sie kleine Schritte machen, werden Sie sich leichter an die Veränderungen anpassen, was es einfacher macht, sich auf lange Sicht an die Routine zu halten.

Wählen Sie Lebensmittel, die für Sie funktionieren

Die Glukosegöttin-Methode empfiehlt, eine nährstoffreiche, vollwertige Ernährung zu sich zu nehmen, aber es ist wichtig, Lebensmittel zu wählen, die für Ihren Körper funktionieren.

Die Ernährungsbedürfnisse eines jeden Menschen sind unterschiedlich, also experimentieren Sie mit verschiedenen Lebensmitteln und hören Sie auf die Signale Ihres Körpers, um herauszufinden, was für Sie am besten funktioniert. Es kann hilfreich sein, den Rat eines lizenzierten Ernährungsberaters oder Gesundheitsdienstleisters einzuholen, um ein maßgeschneidertes Ernährungsprogramm zu entwickeln.

Machen Sie es sich zur Gewohnheit

Die Schaffung gesunder Gewohnheiten ist der Schlüssel, um die Glukosegöttin-Methode zu einem nachhaltigen Lebensstil zu machen. Gewohnheiten werden gebildet, indem ein Verhalten im Laufe der Zeit wiederholt wird, bis es automatisch wird.

Bemühen Sie sich bewusst, gesunde Gewohnheiten, wie z. B. viel Wasser zu trinken oder täglich spazieren zu gehen, in Ihre Routine einzubauen, bis sie in Fleisch und Blut übergehen.

Erstellen eines Support-Systems

Ein Unterstützungssystem kann einen erheblichen Einfluss auf die Annahme eines gesunden Lebensstils haben. Vielleicht möchtest du in Erwägung ziehen, Teil einer Selbsthilfegruppe zu werden, mit einem Coach oder Mentor zusammenzuarbeiten oder deine Freunde und Familienmitglieder einzubeziehen.

Jemanden zu haben, der dich zur Rechenschaft ziehen und ermutigen kann, kann deine Fähigkeit verbessern, dich an die Glukosegöttin-Methode zu halten.

Setzen Sie sich realistische Ziele

Das Festlegen erreichbarer Ziele kann dazu beitragen, die Motivation aufrechtzuerhalten und auf dem richtigen Weg zu bleiben. Es empfiehlt sich, sich sowohl kurz- als auch langfristige Ziele zu setzen, die machbar und erreichbar sind.

Dies wird Ihnen helfen, Fortschritte zu sehen und motiviert zu bleiben, während Sie auf Ihre allgemeinen Gesundheits- und Wellnessziele hinarbeiten.

Konzentrieren Sie sich auf Fortschritt, nicht auf Perfektion

Niemand ist perfekt, und es ist wichtig, sich daran zu erinnern, dass Fortschritt wichtiger ist als Perfektion. Konzentriere dich darauf, kleine, nachhaltige Veränderungen vorzunehmen und deine Erfolge zu feiern. Lassen Sie sich nicht von Rückschlägen oder Ausrutschern entmutigen; Sie sind ein normaler Bestandteil jeder Lebensstiländerung.

Ausreichend Schlaf bekommen

Schlaf ist für die allgemeine Gesundheit und das Wohlbefinden unerlässlich und besonders wichtig für die Kontrolle des Blutzuckerspiegels.

Streben Sie mindestens sieben bis acht Stunden Schlaf pro Nacht an und etablieren Sie eine konsequente Schlafroutine.

Dies wird Ihnen helfen, sich den ganzen Tag über ausgeruhter und energiegeladener zu fühlen.

Finde eine Trainingsroutine, die dir Spaß macht

Bewegung ist ein wichtiger Teil der Glukosegöttin-Methode, aber es ist wichtig, eine Routine zu finden, die Ihnen Spaß macht. Probiere verschiedene Arten von körperlicher Betätigung aus, bis du eine Aktivität findest, auf die du dich freust. Das macht es einfacher, sich an deine Routine zu halten und auf lange Sicht motiviert zu bleiben.

Achtsames Essen üben

Achtsames Essen ist eine Technik, bei der es darum geht, auf sein Essen zu achten und mit Absicht zu essen. Dies kann Ihnen helfen, eine gesündere Beziehung zu Lebensmitteln zu entwickeln und fundiertere Entscheidungen zu treffen. Versuchen Sie, langsam zu essen, genießen Sie jeden Bissen und achten Sie auf die Signale Ihres Körpers, um festzustellen, wann Sie satt sind.

Bleiben Sie hydriert

Ausreichend Wasser zu trinken ist wichtig für die allgemeine Gesundheit und kann Ihnen helfen, Ihren Blutzuckerspiegel zu kontrollieren. Versuchen Sie, täglich mindestens acht Gläser Wasser zu trinken, und erwägen Sie, eine Wasserflasche mitzunehmen, um sich daran zu erinnern, hydriert zu bleiben.

Häufige Hindernisse und Strategien zu ihrer Überwindung

Einige häufige Herausforderungen, mit denen Menschen konfrontiert sind, wenn sie die Glukosegöttin-Methode anwenden, und Strategien, um sie zu überwinden.

Schwierigkeiten bei der Ernährungsumstellung

Wenn man sich die Glukosegöttin-Methode zu eigen macht, ist die Umstellung der Ernährung oft eine der größten Hürden, auf die Menschen stoßen.

Die Diät empfiehlt, eine nährstoffreiche, vollwertige Ernährung zu sich zu nehmen, an die sich diejenigen, die es gewohnt sind, verarbeitete Lebensmittel oder Fertiggerichte zu essen, nur schwer anpassen können.

Strategie: Fangen Sie langsam an und nehmen Sie kleine Änderungen vor

Anstatt plötzliche und drastische Änderungen vorzunehmen, beginnen Sie Ihre Reise schrittweise, indem Sie kleinere Anpassungen Ihrer Ernährungsgewohnheiten vornehmen.

Du könntest zum Beispiel mehr Gemüse zu deinen Mahlzeiten hinzufügen oder verarbeitete Snacks gegen ganze Früchte oder Nüsse austauschen. Im Laufe der Zeit können Sie nach und nach deutlichere Veränderungen vornehmen, bis Sie Ihre gewünschte Diät erreicht haben.

Mangelnde Unterstützung

Es kann schwierig sein, Ihre Lebensgewohnheiten zu ändern, vor allem, wenn Sie keine Unterstützung von Ihren Mitmenschen haben. Dieser Mangel an Unterstützung kann von Familie, Freunden oder sogar Kollegen kommen, die möglicherweise nicht verstehen, warum Sie diese Änderungen vornehmen, oder sie möglicherweise nicht unterstützen.

Strategie: Finden Sie ein Unterstützungssystem

Die Suche nach einem Unterstützungssystem ist entscheidend für die Anwendung der Glukosegöttin-Methode. Ziehe in Erwägung, einer Selbsthilfegruppe beizutreten oder mit einem Coach oder Mentor zusammenzuarbeiten, der dir helfen kann, Verantwortung zu übernehmen und dich zu motivieren.

Du könntest auch in Erwägung ziehen, die Hilfe von Freunden oder Familienmitgliedern in Anspruch zu nehmen, die deine Änderungen des Lebensstils unterstützen.

Stress und emotionales Essen

Die Anwendung der Glukosegöttin-Methode kann Stress und emotionales Essen erheblich herausfordern. Stressige Situationen können zu kohlenhydratreichen oder zuckerhaltigen Heißhungerattacken führen, die Ihren Gesundheits- und Wellnesszielen schaden können.

Strategie: Üben Sie sich in Achtsamkeit

Achtsamkeit kann dir helfen, dir deiner Gedanken, Gefühle und Verhaltensweisen bewusster zu werden. Dieses Bewusstsein kann dir helfen, zu erkennen, wann du Stress oder emotionale Essensauslöser erlebst, so dass du konstruktiver reagieren kannst. Einige Achtsamkeitstechniken, die du ausprobieren kannst, sind Meditation, tiefes Atmen oder Tagebuchschreiben.

Schwierigkeiten, sich an eine Trainingsroutine zu halten

Bewegung ist für die Glukosegöttin-Methode unerlässlich, aber es kann schwierig sein, sich an eine regelmäßige Routine zu halten. Ein voller Terminkalender, mangelnde

Motivation und körperliche Einschränkungen behindern regelmäßiges Training.

Strategie: Finden Sie eine Trainingsroutine, die Ihnen Spaß macht

Eine Aktivität zu finden, die Ihnen Spaß macht, ist der Schlüssel, um sich an eine Trainingsroutine zu halten. Experimentieren Sie mit verschiedenen Formen körperlicher Aktivität, bis Sie eine Aktivität entdecken, die Sie wirklich erwarten und genießen.

Dazu können Aktivitäten wie Gehen, Laufen, Yoga oder Gewichtheben gehören.

Darüber hinaus kann es für Sie von Vorteil sein, an einem Fitnesskurs teilzunehmen oder mit einem Freund zu trainieren, um die Motivation aufrechtzuerhalten.

Heißhunger und Hunger

Die effektive Behandlung von Heißhunger und Hunger ist eines der Haupthindernisse, auf die Menschen stoßen, wenn sie sich an die Glukosegöttin-Methode halten. Dieser Ansatz empfiehlt, den ganzen Tag über ausgewogene Mahlzeiten und Snacks zu sich zu nehmen, um den Blutzuckerspiegel zu stabilisieren und Energieabstürze zu vermeiden.

Einige Menschen können jedoch immer noch Heißhunger und Hunger verspüren, insbesondere in der Anfangsphase des Programms.

Strategie: Essen Sie nährstoffreiche Lebensmittel

Es ist wichtig, sich auf den Verzehr nährstoffreicher Lebensmittel zu konzentrieren, die reich an Ballaststoffen, Proteinen und gesunden Fetten sind. Diese Art von Lebensmitteln hilft Ihnen, sich satt und zufrieden zu fühlen, und verringert die Wahrscheinlichkeit von Heißhunger und Hunger.

Darüber hinaus können Sie versuchen, natürliche Appetitzügler wie grünen Tee in Ihre Routine einzubauen.

Die Aufrechterhaltung der richtigen Flüssigkeitszufuhr durch den Konsum von Wasser über den Tag verteilt kann dazu beitragen, Heißhungerattacken zu reduzieren und ein Sättigungsgefühl zu fördern.

Planung und Zubereitung von Mahlzeiten

Eine weitere häufige Herausforderung, mit der Menschen konfrontiert sind, wenn sie der Glukosegöttin-Methode folgen, ist die Planung und Zubereitung von Mahlzeiten. Dieser Ansatz empfiehlt, über den Tag verteilt ausgewogene Mahlzeiten und Snacks zu sich zu nehmen, was etwas Planung und Vorbereitung erfordern kann.

Darüber hinaus kann es sein, dass einige Menschen Schwierigkeiten haben, Ideen für Mahlzeiten zu finden, die zu den Richtlinien des Programms passen.

Strategie: Investieren Sie Zeit in die Essensplanung

Dazu kann gehören, dass du dir jede Woche Zeit nimmst, um deine Mahlzeiten und Snacks zu planen und Zutaten vorzubereiten, um das Kochen zu erleichtern. Sie können auch versuchen, neue Rezepte in Ihre Routine einzubauen, um die Dinge interessant zu halten und Langeweile bei Ihren Mahlzeiten zu vermeiden.

Erwägen Sie schließlich, die Hilfe eines Essensplanungsdienstes in Anspruch zu nehmen oder mit einem Ernährungsberater zusammenzuarbeiten, um einen Ernährungsplan zu entwickeln, der Ihren spezifischen Bedürfnissen entspricht.

Soziale Situationen und Versuchungen

Eine weitere Herausforderung, mit der Menschen konfrontiert sind, wenn sie der Glukosegöttin-Methode folgen, ist der Umgang mit sozialen Situationen und Versuchungen. Auswärts zu essen, an Partys teilzunehmen und andere soziale Situationen können eine Herausforderung sein, wenn du versuchst, einen bestimmten Ernährungsplan zu befolgen.

Darüber hinaus kann es für manche Menschen schwierig sein, verlockenden Lebensmitteln zu widerstehen, die nicht in die Richtlinien des Programms passen.

Strategie: Planen Sie im Voraus für soziale Situationen und Versuchungen

Dazu kann gehören, dass Sie Restaurants und Menüoptionen im Voraus recherchieren, Ihre eigenen Snacks oder Gerichte zu Partys mitbringen und Ihre Ernährungsbedürfnisse an Freunde und Familie weitergeben.

Darüber hinaus können Sie achtsame Esstechniken üben, wie z. B. sich auf Ihr Essen zu konzentrieren und langsam zu essen, um der Versuchung zu widerstehen und mit dem Programm auf dem richtigen Weg zu bleiben.

Plateaus und Frustration

Schließlich können viele Menschen Plateaus oder Frustration erleben, wenn sie der Glukosegöttin-Methode folgen. Obwohl dieser Ansatz zu sehr effektiven Ergebnissen führen kann, kann es einige Zeit dauern, bis Ergebnisse zu sehen sind, und bei manchen Menschen kann es auf dem Weg zum Stillstand oder zu Plateaus kommen.

Darüber hinaus sind manche Menschen frustriert, wenn sie das Gefühl haben, dass sie nicht die erhofften Ergebnisse sehen.

Strategie: Fokussierung auf die erzielten Fortschritte

Konzentrieren Sie sich auf die Fortschritte, die Sie gemacht haben, und nicht nur auf das Endergebnis. Feiern Sie die kleinen Erfolge, wie z. B. sich energiegeladener zu fühlen oder in eine kleinere Konfektionsgröße zu passen.

Erwägen Sie außerdem, neue körperliche Aktivitäten oder Workouts in Ihre Routine zu integrieren, um Plateaus zu durchbrechen und Ihren Körper herauszufordern.

Wenn Sie das Gefühl haben, dass Sie trotz aller Bemühungen keine Fortschritte machen, sollten Sie mit einem Ernährungsberater oder Gesundheitscoach zusammenarbeiten, um Ihren Ansatz zu bewerten und bei Bedarf anzupassen.

Einzigartige Möglichkeiten, um auf Ihrem Weg zur Gesundheit motiviert und inspiriert zu bleiben

Erstellen Sie ein Vision Board

Ein Vision Board ist eine grafische Darstellung, die Ihre Ziele und Träume veranschaulicht. Es kann ein starker Motivator und eine Erinnerung daran sein, warum Sie Ihre Gesundheitsreise überhaupt begonnen haben. So erstellen Sie ein Vision Board:

1. Sammle Bilder, Zitate und andere visuelle Elemente, die deine Bestrebungen und Ziele für einen gesunden Lebensstil symbolisieren.

2. Sie können Ihr Vision Board mit einer Korktafel, einer Plakatwand oder einer digitalen Plattform erstellen.

3. Hängen Sie es irgendwo auf; Sie werden es täglich sehen, z. B. in Ihrem Schlafzimmer oder Kühlschrank.

4. Überprüfe dein Vision Board regelmäßig, um dich an deine Ziele zu erinnern und motiviert und inspiriert zu bleiben.

Einer Selbsthilfegruppe beitreten

Der Beitritt zu einer Selbsthilfegruppe kann eine großartige Möglichkeit sein, auf Ihrer Gesundheitsreise mit der Glukosegöttin-Methode motiviert und inspiriert zu bleiben.

Sie können online oder persönlich Selbsthilfegruppen finden, die sich speziell auf die Glukosegöttin-Methode oder allgemeine Gesundheit und Wohlbefinden konzentrieren.

Die Zugehörigkeit zu einer Gruppe von Personen, die ähnliche Interessen haben, kann das Gefühl vermitteln, verantwortlich zu sein, Unterstützung zu erhalten und

Motivation zu finden. Sie können Ihre Erfolge, Schwierigkeiten und Tipps mit anderen teilen, die sich auf einer ähnlichen Reise befinden.

Achtsamkeitspraktiken einbauen

Achtsamkeitsaktivitäten wie Meditation, tiefes Atmen und Yoga können wirkungsvoll sein, um die Motivation aufrechtzuerhalten und Inspiration auf Ihrem Weg zum Wohlbefinden zu finden.

Achtsamkeitsübungen helfen Ihnen, im Moment präsent zu bleiben und sich auf Ihre Ziele und Bestrebungen zu konzentrieren. Sie können auch dazu beitragen, Stress und Ängste abzubauen, die die Motivation und Inspiration behindern können.

Versuchen Sie, eine Achtsamkeitspraxis in Ihren Alltag einzubauen, z. B. 10 Minuten Meditation am Morgen oder eine Yogastunde am Abend.

Probieren Sie eine neue Fitness-Herausforderung aus

Das Ausprobieren einer neuen Fitness-Herausforderung kann eine unterhaltsame und inspirierende Möglichkeit sein, auf Ihrem Weg zur Gesundheit motiviert zu bleiben.

Es gibt viele Fitness-Challenges, wie z. B. eine 30-tägige Yoga-Challenge, ein Couch-to-5K-Programm oder eine Fitness-Challenge mit einer Gruppe von Freunden. Etwas

Neues auszuprobieren kann Ihnen helfen, engagiert und begeistert von Ihrer Fitnessroutine zu bleiben.

Darüber hinaus kann das Abschließen einer Herausforderung ein Gefühl der Erfüllung und Motivation vermitteln, sich weiter auf Ihre Gesundheitsziele hinzuarbeiten.

Experimentieren Sie mit neuen Kochtechniken

Das Experimentieren mit neuen Kochtechniken kann eine unterhaltsame und inspirierende Möglichkeit sein, auf Ihrem Weg zur Gesundheit motiviert zu bleiben.

Die Glukosegöttin-Methode legt den Schwerpunkt auf nährstoffreiche Vollwertkost, so dass es viele köstliche und gesunde Optionen gibt, aus denen Sie wählen können. Versuchen Sie, mit neuen Kochtechniken wie Braten, Grillen oder Pfannenrühren zu experimentieren.

Sie können auch mit neuen Geschmackskombinationen experimentieren, z. B. Gewürze oder Kräuter zu Ihren Gerichten hinzufügen. Wenn du etwas Neues ausprobierst, kannst du Langeweile bei deinen Mahlzeiten vermeiden und dich für eine gesunde Ernährung begeistern.

Selbstreflexion einbauen

Die Einbeziehung von Selbstreflexion in Ihre Gesundheitsreise kann ein wirksamer Weg sein, um motiviert und inspiriert zu bleiben. Nehmen Sie sich jede Woche Zeit, um über Ihre Fortschritte, Herausforderungen und Erfolge nachzudenken.

Schreibe deine Gedanken und Gefühle in ein Tagebuch oder Notizbuch. Nutzen Sie diese Zeit, um Bereiche zu identifizieren, in denen Sie sich verbessern können, Ihre Erfolge zu feiern und Ihren bisherigen Weg zu reflektieren.

Dies kann Ihnen helfen, sich auf Ihre Ziele zu konzentrieren, und als Erinnerung an die ursprünglichen Gründe dienen, sich auf Ihre Gesundheitsreise zu begeben.

Probieren Sie ein neues Hobby aus

Das Ausprobieren eines neuen Hobbys kann eine unterhaltsame und inspirierende Möglichkeit sein, auf Ihrem Weg zur Gesundheit motiviert zu bleiben. Sich mit einem Hobby zu beschäftigen, kann ein Gefühl der Erfüllung und Freude vermitteln, was dazu beitragen kann, die Stimmung und Motivation zu steigern.

Darüber hinaus kann das Ausprobieren von etwas Neuem Ihnen helfen, aus Ihrer Komfortzone herauszutreten und sich selbst auf neue Weise herauszufordern.

Erwägen Sie, ein Hobby auszuprobieren, das mit Ihren Gesundheitszielen übereinstimmt, wie Wandern, Gartenarbeit oder Tanzen. Du kannst auch etwas Neues ausprobieren, wie z.B. malen oder ein Musikinstrument lernen.

Setzen Sie sich realistische Ziele

Es ist wichtig, sich realistische Ziele zu setzen, um auf Ihrem Weg zur Gesundheit motiviert zu bleiben. Das Setzen von Zielen, die nicht realistisch sind, kann zu Gefühlen der Frustration und einem Rückgang der Motivation führen.

Setzen Sie sich stattdessen kleine, erreichbare Ziele, die auf Ihre größeren Gesundheitsziele hinarbeiten. Zur Veranschaulichung: Wenn es dein Ziel ist, einen Marathon zu absolvieren, beginne damit, dir das Ziel zu setzen, einen 5-km-Lauf zu laufen.

Das Erreichen kleiner Ziele kann ein Gefühl der Erfüllung und Motivation vermitteln, weiter auf Ihre Ziele hinzuarbeiten.

Machen Sie Fortschrittsfotos

Fortschrittsfotos können eine motivierende und inspirierende Möglichkeit sein, Ihren Gesundheitsweg zu verfolgen. Machen Sie zu Beginn Ihrer Reise ein Foto von sich und machen Sie dann regelmäßig Fotos, z. B. jeden Monat oder alle drei Monate.

Vergleichen Sie die Fotos, um Ihre Fortschritte zu sehen und Ihre Erfolge zu feiern. Dies kann dazu beitragen, dass Sie motiviert und inspiriert bleiben, um Ihre Gesundheitsziele weiter zu erreichen.

Probieren Sie eine digitale Entgiftung aus

Eine Pause von der Technologie kann eine erfrischende und inspirierende Möglichkeit sein, auf Ihrem Weg zur Gesundheit motiviert zu bleiben. Die ständige Auseinandersetzung mit Technologie kann überwältigend sein und zu Burnout führen.

Versuchen Sie, einen Tag oder sogar eine Woche lang eine digitale Entgiftung zu machen. Vermeiden Sie in dieser Zeit soziale Medien, E-Mails und andere Formen von Technologie.

Nutzen Sie diese Zeit, um sich auf die Selbstfürsorge zu konzentrieren, z. B. ein Buch zu lesen, spazieren zu gehen oder Zeit mit Ihren Lieben zu verbringen. Dies kann Ihnen helfen, sich neu zu orientieren und sich wieder auf Ihre Gesundheitsziele zu konzentrieren.

Schlussfolgerung

Die Glukosegöttin-Methode ist eine ausgezeichnete Ressource für Frauen, die ihre Gesundheit und ihr Wohlbefinden durch personalisierte Ernährung, Bewegung, Stressbewältigung und Schlaf verbessern möchten.

Die Methode betont, wie wichtig es ist, einen ausgeglichenen Blutzuckerspiegel aufrechtzuerhalten, um chronischen Krankheiten vorzubeugen und die allgemeine Gesundheit zu optimieren.

Das Buch bietet praktische Tipps, um die vier Säulen der Glukosegöttin-Methode in den Alltag zu integrieren, wie z. B. gesunde Rezepte, Tipps zur Integration von Bewegung, Stressbewältigungstechniken und Strategien zur Verbesserung des Schlafes. Ein ausgewogener Ernährungsplan ist für die Aufrechterhaltung eines gesunden Lebensstils unerlässlich.

Die Glukosegöttin-Methode bietet Schritte, um eine solche zu erstellen, einschließlich der Bestimmung Ihres täglichen Kalorienbedarfs, der Auswahl von niedrig-glykämischen Kohlenhydraten, einschließlich magerer Proteinquellen, der Zugabe gesunder Fette, der Planung Ihrer Snacks und Mahlzeiten, der Erstellung einer Einkaufsliste, der Zubereitung Ihrer Mahlzeiten, der Überwachung Ihres Fortschritts und der Anpassung nach Bedarf.

Das Buch enthält auch köstliche Rezepte für Frühstück, Mittagessen, Abendessen und Snacks von Glucose Goddess. Durch die Befolgung der Glukosegöttin-Methode können Frauen den Blutzuckerspiegel regulieren, ihre Lebensqualität verbessern, die Abhängigkeit von Medikamenten verringern und Komplikationen vorbeugen.

Anhang: Zusätzliche Ressourcen für Glukosegöttinnen

Glossar der Begriffe

Blutzucker: Der Zucker, der im Blutkreislauf transportiert und vom Körper zur Energiegewinnung verwendet wird.

Insulin: Ein Hormon, das von der Bauchspeicheldrüse produziert wird und hilft, den Blutzuckerspiegel zu regulieren, indem es Glukose zur Energiegewinnung in die Zellen eindringen lässt.

HbA1c: Ein Bluttest, der den durchschnittlichen Blutzuckerspiegel der letzten 2-3 Monate misst.

Kohlenhydrate: Einer der drei Makronährstoffe (zusammen mit Eiweiß und Fett), der den Körper mit Energie versorgt. Kohlenhydrate sind in Lebensmitteln wie Brot, Nudeln, Obst und Gemüse enthalten.

Ketone: Moleküle, die von der Leber produziert werden, wenn der Körper Fett zur Energiegewinnung anstelle von Glukose abbaut.

Empfohlene Nahrungsergänzungsmittel und Produkte

Glukose-Göttin-Methoden-Ergänzungspaket

Dieses Nahrungsergänzungspaket enthält eine Kombination aus Vitaminen, Mineralien und Kräuterextrakten zur Unterstützung eines gesunden Blutzuckerspiegels.

Blutzucker-Messsystem

Ein zuverlässiges Blutzuckermesssystem ist für die Behandlung von Diabetes unerlässlich. Suchen Sie nach einem System, das einfach zu bedienen ist und genaue Messwerte liefert.

Diabetikerfreundliche Mahlzeitenersatz-Shakes

Mahlzeitenersatz-Shakes können eine bequeme Option sein, um den Blutzuckerspiegel unterwegs zu kontrollieren. Suchen Sie nach Optionen mit minimalem Zuckergehalt und gleichzeitig reich an Proteinen und Ballaststoffen.

Hilfreiche Websites und Apps

MyFitnessPal

Diese App ermöglicht es Ihnen, Ihre Nahrungsaufnahme und Bewegung zu verfolgen, was es einfacher macht, Ihre Gesundheitsziele auf dem Laufenden zu halten.

Diabetes täglich

Diese Website bietet eine Fülle von Informationen und Ressourcen für die Behandlung von Diabetes, einschließlich Artikeln, Foren und Rezepten.

Glukose-Zone

Diese App bietet maßgeschneiderte Trainings- und Trainingspläne für Personen mit Diabetes, die auf ihr Fitnessniveau und ihre Blutzuckerziele zugeschnitten sind.

Durch die Nutzung dieser zusätzlichen Ressourcen können Glukosegöttinnen ihre Gesundheit proaktiv verwalten und einen optimalen Blutzuckerspiegel erreichen. Es ist wichtig, dass Sie sich von Ihrem Arzt beraten lassen, bevor Sie Ihre Ernährung, Ihr Trainingsprogramm oder Ihr Nahrungsergänzungsprogramm ändern.